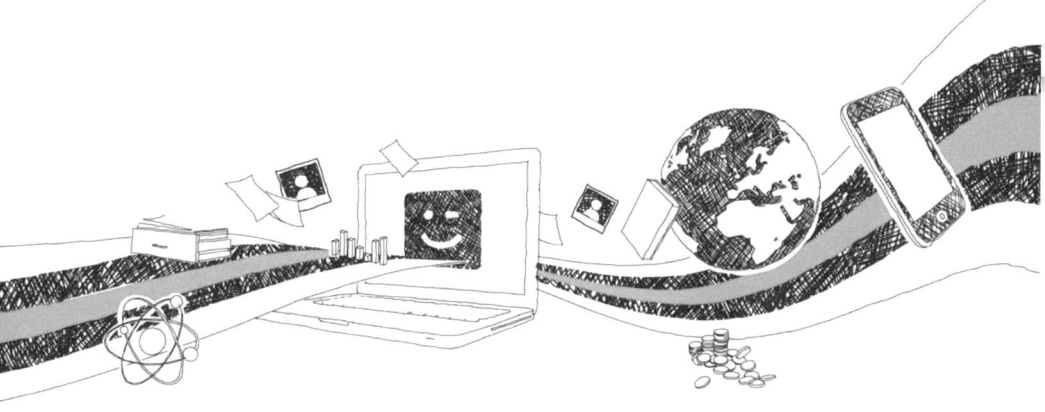
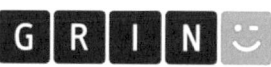

Stefan Krüger

Untersuchung zur Häufigkeitsverteilung von Mastitiserregern erkrankter Milchkühe im Untersuchungsgut eines Praxislabors

GRIN Verlag

Bibliografische Information der Deutschen Nationalbibliothek:

Die Deutsche Bibliothek verzeichnet diese Publikation in der Deutschen National-
bibliografie; detaillierte bibliografische Daten sind im Internet über http://dnb.d-
nb.de/ abrufbar.

Impressum:

Copyright © 2011 GRIN Verlag, Open Publishing GmbH
Druck und Bindung: Books on Demand GmbH, Norderstedt Germany
ISBN: 978-3-640-98206-6

Dieses Buch bei GRIN:

http://www.grin.com/de/e-book/176731/untersuchung-zur-haeufigkeitsverteilung-
von-mastitiserregern-erkrankter

GRIN - Your knowledge has value

Der GRIN Verlag publiziert seit 1998 wissenschaftliche Arbeiten von Studenten, Hochschullehrern und anderen Akademikern als eBook und gedrucktes Buch. Die Verlagswebsite www.grin.com ist die ideale Plattform zur Veröffentlichung von Hausarbeiten, Abschlussarbeiten, wissenschaftlichen Aufsätzen, Dissertationen und Fachbüchern.

Besuchen Sie uns im Internet:

http://www.grin.com/

http://www.facebook.com/grincom

http://www.twitter.com/grin_com

Untersuchung zur Häufigkeitsverteilung von Mastitiserregern erkrankter Milchkühe im Untersuchungsgut eines Praxislabors

Stefan Krüger

praktizierender Tierarzt in Ostenfeld/Husum

und

Lehrbeauftragter der Fachhochschule Kiel

Inhaltsverzeichnis

Abkürzungsverzeichnis

Abb.	Abbildung
et al.	et alii
LUFA	Landwirtschaftliche Untersuchungs- und Forschungsanstalt
PCR	Polymerase Chain Reaction
ssp.	Subspecies
Tab.	Tabelle
z.B.	zum Beispiel

Abbildungsverzeichnis

Tabellenverzeichnis

1. Einleitung

Die Mastitis ist eine der wirtschaftlich bedeutendsten Faktorenerkrankungen des Rindes weltweit. Die Gesamtkosten einer Mastitis setzen sich zusammen aus der verringerten Milchproduktion, den Kosten für Untersuchung, Diagnostik und Arzneimitteln, der sog. Sperrmilch, den Remontierungskosten sowie der Mehrarbeit. Somit stellt diese Erkrankung besondere Herausforderungen in Bezug auf Bekämpfungs- und Prophylaxestrategien, um nachhaltige eutergesundheitliche wie wirtschaftliche Erfolge in den Beständen erzielen zu können. Hier spielt die Diagnostik eine wesentliche Rolle, da zunächst die Ursache für die Mastitiden in dem jeweiligen Bestand im Hinblick auf die Erregersituation hin eingegrenzt werden sollte. In der Folge kann dann die Betrachtung dahingehend erfolgen, wie sich der Erregerdruck durch entsprechende Maßnahmen senken lässt, so dass die Mastitiden im Bestand zurückgehen.

2. Ziel

In dieser Arbeit soll die Häufigkeit von Mastitiserregern aus im eigenen tierärztlichen Praxislabor eingegangenen Milchproben ermittelt werden, um die Gewichtung von Einflussfaktoren auf das Entstehen einer Mastitis beurteilen zu können. Insbesondere soll ermittelt werden, wie sich das Verhältnis von kuhassoziierten zu umweltassoziierten Mastitiserregern im Auswertungszeitraum darstellt.

3. Mastitis

Das Wort „*Mastitis*" setzt sich zusammen aus dem griechischen *mastos* sowie der Endung „*-itis*" und bezeichnet die entzündliche Veränderung der Milchdrüse. Hiervon können eines oder mehrere Viertel betroffen sein (STRIEZEL, 2005). Als besonders anfällig für Mastitiden erweisen sich Tiere, die in ihrem Immunsystem geschwächt sind. Endogener und exogener Stress beeinträchtigt die körperliche Abwehrfunktion und hat daher Einfluss auf Verlauf und Heilung einer Infektion. Die Mastitis ist somit als eine Faktorenerkrankung anzusehen, die aus dem Zusammenspiel von Erreger, Tier und Umwelt besteht (KRÖMKER, 2007).

3.1. Einteilung nach Verlauf und Manifestation

Die Mastitis lässt sich nach pathologischen, klinischen und zeitlichen Aspekten sowie nach der Art der auslösenden Ursache unterscheiden.

Pathologisch unterscheidet man folgende Formen:

1. Mastitis haemorrhagica
2. Mastitis necroticans
3. Mastitis interstitialis
4. Mastitis granulomatosa.

(WENDT et al., 1998)

Aus klinischer Sicht kann die Mastitis mit makroskopisch erkennbaren Symptomen verlaufen. Man spricht daher von der klinischen Form. Zeigen sich nur funktionelle Schäden, die lediglich labordiagnostisch zu ermitteln sind, spricht man vom subklinischen Verlauf. Sowohl die pathologischen als auch die zeitlichen Formen können als akut bezeichnet werden, wenn sie mit den typischen Entzündungssymptomen Rötung, Wärme, Schwellung und Schmerzhaftigkeit einhergehen. Als chronisch wird eine Mastitis dann bezeichnet, wenn sie sich längerfristig ohne stark auffällige Symptomatik entwickelt hat. Nach der Art der auslösenden Ursachen kann man die mechanischen, chemischen toxischen und thermischen Faktoren benennen, die wegbereitend für eine Mastitis sein können (WENDT et al., 1998).

3.2. Einflussfaktoren auf die Eutergesundheit

Mastitiden sind als Infektionskrankheiten unter Einwirkung mehrerer Faktoren anzusehen. Hieran beteiligte Faktoren sind der Wirtsorganismus, aber auch der Erreger sowie die Umwelt. Die drei Hauptfaktoren lassen sich in zahlreiche Einflussfaktoren unterteilen, die direkt und indirekt die Eutergesundheit der Milchkuh beeinflussen. Bei einem Zusammenspiel dieser Faktoren wird die Wahrscheinlichkeit der Infektion erhöht. Die Faktoren lassen sich in die großen Einflussbereiche Tier, Umwelt und Erreger unterteilen (KRÖMKER et al., 2007).

Stressfaktoren oder Erkrankungen, die das Allgemeinbefinden beeinträchtigen, nicht aber direkt das Euter betreffen müssen, schwächen das Immunsystem und somit die Widerstandskraft des Organismus gegenüber einem möglichen Erregerdruck. Zu diesen Erkrankungen zählen bakterielle Allgemeinerkrankungen wie Chlamydiosen, Q-Fieber oder auch Salmonellosen, aber auch ursprünglich lokale Erkrankungen, die sich zu allgemeinen Erkrankungen entwickeln können. Beispiele hierfür sind Metritiden oder Arthritiden (WOLTER et al., 2009).

Auch die Euterhaut- und Zitzenbeschaffenheit können die Wahrscheinlichkeit einer Infektion beeinflussen. So bilden trockene, rissige Hautpartien eine mögliche Eintrittspforte für Mastitiserreger (WENDT et al., 1998).

Gleichfalls sind hier auch besonders peripartale Belastungen im Zeitraum von 10 Tagen präpartum bis 3 Tage postpartum zu nennen. Diese können sich in einer Oedematisierung des Gewebes, der hormonellen Umstellung um den Geburtszeitpunkt herum wie auch in den mechanischen Belastungen durch den Partus äußern. Ebenfalls zu nennen sind hier eine nicht adäquate Fütterung sowie eine Belastung durch ein gestörtes Puerperium. Auch das Trockenstellregime sowie die Trockenstehphase haben wesentlichen Einfluss auf die Stabilität des Immunsystems der Kuh (WENDT et al., 1998).

Die Haltung spielt insbesondere unter dem Aspekt des Kuhkomforts eine wichtige Rolle bei der Aufrechterhaltung bzw. Stärkung des Immunsystems. So tragen folgende Punkte zum Wohlbefinden der Milchkuh bei:

- Ausreichendes Fressplatz / Tier – Verhältnis
- Ausreichendes Liegeplatz / Tier – Verhältnis
- Ausreichendes Tränkeflächenangebot
- Trockene und saubere Liegeflächen
- Trittsichere Laufflächen

(WENDT et al., 1998)

3.3. Mastitiserreger

Die Unterteilung der Mastitiserreger erfolgte lange Zeit ausschließlich nach der Möglichkeit der Gram-Färbung in gram-positive und gram-negative Erreger. Durch sie werden Bakterien in zwei große Gruppen unterteilt, die sich im Aufbau ihrer Zellwände unterscheiden.

In der Praxis hat sich aber vielmehr die Unterteilung in umweltassoziierte Erreger und kuhassoziierte Erreger bewährt, da diese das Vorkommen der Erreger sowie die Übertragungsmöglichkeiten bei der Unterscheidung berücksichtigt (Striezel, 2005).

Unter kuhassoziierten Erregern versteht man die Erreger, die im und am Euter leben (WINTER und ZEHLE, 2009). Sie besitzen die Fähigkeit, die Zitzenhaut und den Strichkanal zu besiedeln (SMITH und HOGAN, 1995). Zu den kuhassoziierten Mastitiserregern gehören *Staphylococcus aureus, Streptococcus agalactiae, Streptococcus dysgalactiae, Streptococcus canis, Corynebacterium bovis* und *Mycoplasma bovis* (KLAAS, 2000). Die Übertragung der Erreger von Kuh zu Kuh findet hauptsächlich während des Melkvorganges statt (KRÖMKER, 2007).

Umweltassoziierte Erreger kommen in der Umwelt im unmittelbaren Umfeld der Kühe vor. Sie sind in dieser Umwelt in Abhängigkeit vom Einstreumaterial und den Hygienebedingungen überlebensfähig (Klaas, 2000). Bei ungenügenden hygienischen Bedingungen kann es somit zu einem erhöhten Keimdruck kommen. In Verbindung mit einer nicht voll ausgeprägten Immunabwehr der Milchkuh kann es zu schwerwiegenden, schlecht therapierbaren Mastitiden kommen (WINTER und ZEHLE, 2009). Zu den bedeutendsten umweltassoziierten Mastitiserregern zählen *Streptococcus uberis, Koagulase-negative Staphylokokken, Enterokokken, Arcanobacterium pyogenes* sowie die Gruppe der *Enterobakterien*, die neben anderen Erregern *Escherichia coli* sowie die coliformen Erreger wie z.B. *Klebsiella ssp.* beinhaltet.

Zur effektiven Bestimmung aerober Erreger ist seit den 50er Jahren die bakteriologische Untersuchung mittels Nährböden und Nährmedien im Einsatz (WINTER, 2009). Hierbei weist jeder Erreger spezielle Wachstumsmerkmale in Bezug auf Wachstum, Kolonienbildung, Farbe und Formen auf (KLEINSCHROTH et al., 1994). Seit 2010 hat sich auch der Erregernachweis mittels PCR in der Praxis etabliert.

4. Material und Methoden

Die vorliegende Auswertung betrachtet die Ergebnisse der im Praxislabor zur Erregerbestimmung eingegangenen Milchproben im Zeitraum von 2001 bis 2010. In diesem Zeitraum wurde bei 704 Milchproben eine Erregerbestimmung durchgeführt. Diese Erregerbestimmungen erfolgten bei der Milchtierherden-Betreuungs- und Forschungsgesellschaft mbH, bei der LUFA Kiel (später LUFA ITL Kiel), beim Landeskontrollverband Schleswig-Holstein sowie im praxiseigenen Labor.

5. Ergebnisse

Tabelle 1 zeigt die Aufteilung der 704 Milchproben, die einer Erregerbestimmung unterzogen wurden.

Tab. 1: Aufteilung des ausgewerteten Probenmaterials im Zeitraum unter Berücksichtigung der Erregernachweishäufigkeit

Jahr	2001	2002	2003	2004	2005	2006	2007	2008	2009	2010
Zahl der Untersuchungen	65	82	58	59	111	57	74	83	66	49
kein Erregernachweis	22	15	14	10	24	11	15	20	16	12
1 Erreger nachgewiesen	38	51	36	40	75	35	55	51	41	31
2 Erreger nachgewiesen	4	14	6	9	8	7	4	9	9	5
3 Erreger nachgewiesen	1	2	2	0	4	4	0	3	0	1

22,6% der untersuchten Proben wiesen kein Erregerwachstum auf. Bei 64,3% wurde ein Erreger nachgewiesen. Bei 10,7% gelang der Nachweis von 2 Erregern und bei 2,4% der Nachweis von 3 Erregern.

In der Folge wurden die Erreger nach ihrer Zugehörigkeit zu den Gruppen der kuhassoziierten und der umweltassoziierten Erreger eingeteilt (siehe Tab. 2).

Tab. 2: Einteilung der nachgewiesenen Erreger nach Umwelt- und Kuhassoziation

Jahr	2001	2002	2003	2004	2005	2006	2007	2008	2009	2010
Kuhassoziierte Erreger	26	35	22	21	35	20	33	20	19	12
Umweltassoziierte Erreger	23	49	32	37	68	41	30	58	40	32

Von 653 nachgewiesenen Erregern gehörten 243 der Gruppe der kuhassoziierten Mastitiserreger an und 410 der Gruppe der umweltassoziierten Erreger. Betrachtet man die prozentuale Verteilung der beiden Gruppen, so ist die Gruppe der kuhassoziierten Mastitiserreger mit 37,2% vertreten und die Gruppe der umweltassoziierten Erreger mit 62,8% (siehe Abb.1).

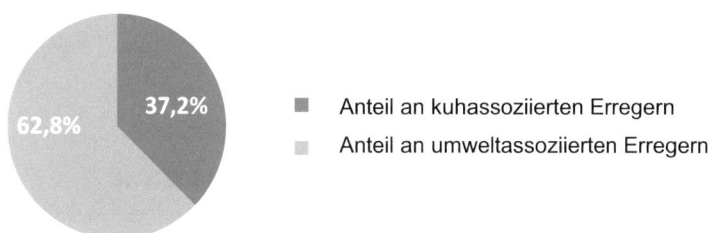

Abbildung 1: Verteilung der Gesamtanzahl der Erreger auf die Gruppen der kuhassoziierten und der umweltassoziierten Erreger

Von den 243 nachgewiesenen Mastitiserregern in der Gruppe der kuhassoziierten Erreger wurden 158-mal *Staphylococcus aureus* nachgewiesen. Dies stellt einen Anteil in dieser Gruppe von 65% dar. *Streptoccus dysgalactiae* stellt mit 61 Nachweisen und somit 25,1 % Gruppenanteil an den kuhassoziierten Erregern die zweitgrößte Gruppe dar. *Corynebacterium bovis* wurde 15-mal nachgewiesen, was einem Anteil von 6,2% entspricht. Die restlichen 3,7% verteilen sich auf sonstige Erreger der kuhassoziierten Gruppe (siehe Abb. 2).

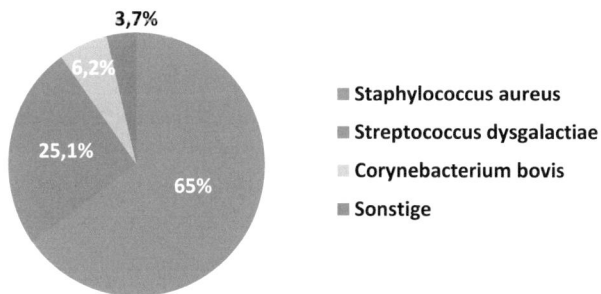

Abbildung 2: Verteilung der Anzahl der nachgewiesenen Erreger innerhalb der Gruppe der kuhassoziierten Mastitiserreger

9

Von den 410 nachgewiesenen umweltassoziierten Erregern lag der Anteil von *Strep-tococcus uberis* bei 201 oder 49,1%. Die Gruppe von *Escherichia coli* sowie den coliformen Erregern war mit 72 nachweisen zu 17,6% vertreten. Bei den *Koagulase-negative Staphylokokken* lag die Nachweisrate innerhalb der Gruppe der umweltas-soziierten Erreger bei 16,3% oder 67 Nachweisen. Die Enterokokken sowie die sons-tigen Erreger wie Hefen lagen jeweils mit 35 Nachweisen vor und hatten einen Anteil von jeweils 8,5% (siehe Abb. 3).

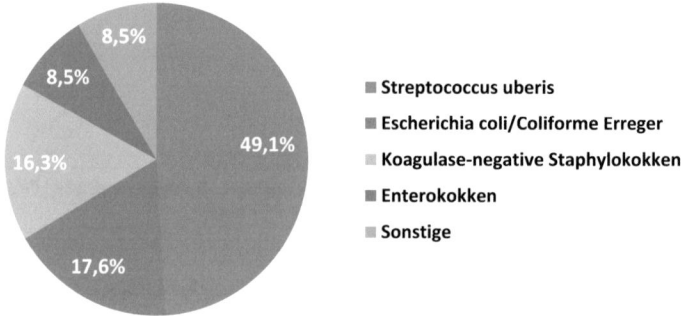

Abbildung 3: Verteilung der Anzahl der nachgewiesenen Erreger innerhalb der Gruppe der umweltassoziierten Mastitiserreger

6. Diskussion

Betrachtet man die Auswertung der Erreger aus dem Untersuchungsgut, so ist der hohe Anteil an umweltbedingten Erregern im Verhältnis zu den kuhassoziierten Erre-gern besonders auffällig. Die Ursache hierfür ist in der heutigen Haltung von Milch-kühen bzw. in der Änderung der Haltungsbedingungen zu sehen. Die Anbindeställe als typische Haltungsform für Milchkühe sind im norddeutschen Raum durch die Laufstallhaltung abgelöst worden. Dadurch änderte sich auch die Melktechnik und die Art und Weise des Melkens. In der Anbindehaltung war die Melkreihenfolge durch den festen Standplatz der Milchkuh vorgegeben. Somit kam es hier während des Melkvorganges in erster Linie zur Erregerübertragung von einer Kuh zur benachbar-ten Kuh. Somit wurde hier durch den Melkvorgang besonders die Übertragung kuhassoziierter Mastitiserreger gefördert. Dieser Umstand ist in den Laufställen nicht mehr gegeben. Eine Melkreihenfolge, die der in der Anbindehaltung entspricht, gibt es hier nicht. Ferner nutzt im Laufstall die Gesamtheit der Herde die zur Verfügung stehende Stallfläche, wodurch ein direkter Kontakt zu allen Bereichen und somit zum gesamten Umgebungskeimspektrum des Stalls erfolgt. Diese Kontaktmöglichkeit wird begleitet von einem stark beeinflussenden Faktor, der Liegebox. Diese ist für die Milchkuh im Laufstall von besonderer Bedeutung und hat Einfluss auf die Eutergesundheit. Die Liegeboxen unterscheiden sich sowohl in der Größe als auch im Aufbau der Liegefläche. Diese reicht von einer einfachen Betonfläche über diverse Matten unterschiedlicher Beschaffenheit bis hin zu Tiefstreuboxen. Die Art der Liegefläche hat entscheidenden Einfluss auf das Liegeverhalten der Milchkuh. So wählt eine Kuh den aus ihrer Sicht komfortabelsten gepolsterten Platz zum Ablegen mit anschließendem Wiederkauvorgang. Auch die Liegedauer steht in direkter Abhängigkeit zur Beschaffenheit des Bodenbelags der Liegebox. Die Kuh liegt länger und der zeitliche Rahmen der für die Wiederkautätigkeit im Liegen genutzt wird, ist größer. Der Boxenkomfort hat somit direkten Einfluss auf effektive Verdauungsvorgänge durch die verbesserte Wiederkautätigkeit, was zu einem besseren Einspeicheln des Futterbreis, einer Verringerung der Azidosegefahr durch die Pufferwirkung des Speichel und somit auch zu einer verminderten Stressbelastung des Organismus führt. Dadurch wird das Immunsystem direkt positiv beeinflusst. Neben der Beschaffenheit des Liegeboxenuntergrundes kommt insbesondere der Boxenpflege eine zentrale Bedeutung zu. Die hygienischen Bedingungen im Liegebereich haben direkten Einfluss auf den Erregerdruck im Liegebereich der Milchkuh. So tragen saubere und trockene Liegeflächen zu einer verringerten Erregervermehrung bei und senken somit das Mastitisrisiko durch umweltassoziierte Erreger. Neben den Liegeboxen hat auch die leistungsbezogene Fütterung Einfluss auf das hygienische Geschehen im Laufstall. Eine auf den Leistungsstand der durchschnittlichen Herde angepasste Fütterung mit einem optimierten Anteil an leicht verdaulichen Kohlenhydraten führt bei optimaler Fütterung bei leistungsschwächeren Tieren, bei nicht angepasster Fütterung mit einem zu hohen Anteil leicht verdaulicher Kohlenhydrate bei einer Mehrheit in der Herde zu azidotischen Stoffwechselbedingungen. Die Pansenazidose führt zu Indigestionen und somit zu dünnbreiigem bis hin zu wässrigem Kot. Dieser führt zu einer stärkeren Verschmutzung der Milchkuh insbesondere in den Bereichen der Hintergliedmaßen und des Euters. Somit ist eine leichtere Besiedlung der Euterhaut und der Zitzen mit umweltassoziierten Erregern möglich.

Hervorzuheben am vorliegenden Ergebnis ist aber auch, dass bei 22,6% der zur Erregerbestimmung eingegangenen Proben kein Erregerwachstum beobachtet werden konnte. Dieses kann seine Ursache zum einen in der Biologie des Erregers haben. So wachsen als Beispiel die selten vorkommenden Mastitiserreger *Listeria monocytogenes* oder *Mycoplasma bovis* auf Standardnährböden nicht. Sie benötigen Selektivnährböden. Andere Erreger wie z.B. Hefen wachsen sehr langsam und können daher im normalen zeitlichen Untersuchungsspektrum übersehen werden. Neben der Biologie der Erreger ist auch deren Anzahl im Untersuchungsgut von entscheidender Bedeutung. Ist die Erregeranzahl zu gering, so findet kein oder ein nur ungenügendes Wachstum auf dem Nährboden statt. Ferner ist auch eine mögliche antibiotische Vorbehandlung eine Ursache für fehlendes Wachstum auf den Nährböden. Zur Vermeidung solcher Fehlinterpretationen ist die PCR als Methode der Wahl anzusehen, da sie unabhängig von zeitlichen Rahmenbedingungen für ein Wachstum und ebenfalls unabhängig von antibiotischen Vorbehandlungen zu verwertbaren Ergebnissen kommt. Da es sich hierbei noch um ein relativ neues Untersuchungsverfahren handelt, bleibt abzuwarten, inwiefern sich der Anteil der Proben ohne Erregernachweis verändert.

7. Schlussbetrachtung

Die Auswertung der Häufigkeit von Mastitiserregern aus im eigenen tierärztlichen Praxislabor eingegangenen Milchproben im Zeitraum der Jahre 2001-2010 ergab mit 62,8% der Nachweise ein signifikant stärkeres Auftreten von umweltassoziierten Mastitiserregern im ausgewerteten Untersuchungsgut im Vergleich zu den kuhassoziierten Erregern mit 37,2%. Dieses ist auf die vorherrschenden Haltungsbedingungen der Milchkuhbestände im nordfriesischen Praxisgebiet zurückzuführen. Durch diese Auswertung wird deutlich, dass der Optimierung der Haltungsbedingungen der Milchkühe eine besondere Bedeutung zukommt, um den Erregerdruck, der von außen auf die Kuh einwirkt, so gering wie möglich zu halten. Betriebe sind diesbezüglich nicht nur auf die Erregersituation hin zu untersuchen sondern auch auf Verbesserungen im Bereich von Haltung und Fütterung.

8. Literatur

KLAAS, I.C. (2000):
Untersuchungen zum Auftreten von Mastitiden und zur Tiergesundheit in 15 Milchviehbetrie-
ben Schleswig-Holsteins
Dissertation an der Freien Universität Berlin
Schriftreihe: Heft Nr. 119, Journal Nr. 2460
Selbstverlag des Instituts für Tierzucht und Tierhaltung der Christian-Albrechts-Universität zu
Kiel

KLEINSCHROTH, E., RABOLD, K., DENEKE, J. (1994):
Mastitis – Eutererkrankungen erkennen, vorbeugen und behandeln
top agrar extra Ausgabe – das Magazin für die moderne Landwirtschaft, Neuauflage 1994
Landwirtschaftsverlag GmbH, Münster

KRÖMKER, V. (2007):
Euterkrankheiten
In: KRÖMKER (Hrsg.); Kurzes Lehrbuch der Milchkunde und Milchhygiene, S. 47-74

SMITH, K.L. und HOGAN, J.L. (1995):
Epidemiology of mastitis
Proceedings Third IDF International Mastitis Seminar, Book II, Session 6, Tel-Aviv, IL

STRIEZEL, A. (2005):
Leitfaden der Nutztiergesundheit – Ganzheitliche Prophylaxe und Therapie
Sonntag Verlag, MVS Medizinverlage Stuttgart GmbH und Co. KG

WENDT, K.; LOTTHAMMER, K.-H.; FEHLINGS, K.; SPOHR, M. (1998):
Handbuch Mastitis
Kamlage Verlag Osnabrück

WINTER, P. und ZEHLE, H.-H. (2009):
Klinik der Mastitisformen
In: WINTER (Hrsg.); Praktischer Leitfaden Mastitis – Vorgehen beim Einzeltier und im Be-
stand, S. 95-101

WOLTER, W. und KLOPPERT, B. (2008):
Einflüsse des Liegeboxenmanagements auf das Mastitisgeschehen
Wissenschaftliche Gesellschaft der Milcherzeugerberater e.V.
9. Jahrestagung – Futterkamp 17./18.09.2008